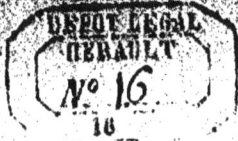

LE PRONOSTIC

DE LA

MÉNINGITE CÉRÉBRO-SPINALE

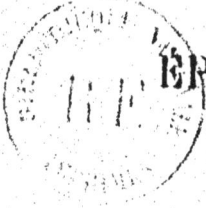

ÉPIDÉMIQUE

PAR

Mlle A. TEITELBAUM

DOCTEUR EN MÉDECINE

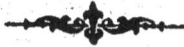

MONTPELLIER

IMPRIMERIE Gust. FIRMIN, MONTANE ET SICARDI

Rue Ferdinand Fabre et Quai du Verdanson

1906

LE PRONOSTIC

DE LA

MÉNINGITE CÉRÉBRO-SPINALE

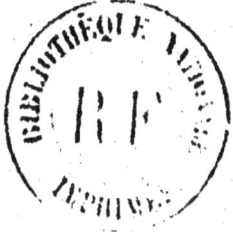

ÉPIDÉMIQUE

PAR

Mlle A. TEITELBAUM

DOCTEUR EN MÉDECINE

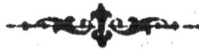

—◦❦◦—

MONTPELLIER

IMPRIMERIE Gust. FIRMIN, MONTANE ET SICARDI

Rue Ferdinand-Fabre et Quai du Verdanson

—

1906

PERSONNEL DE LA FACULTÉ

MM. MAIRET (✳) . . . . Doyen
TRUC . . . . Assesseur

Professeurs

Clinique médicale	MM. GRASSET (✳)
Clinique chirurgicale	TEDENAT.
Thérapeutique et matière médicale. . . .	HAMELIN (✳)
Clinique médicale	CARRIEU.
Clinique des maladies mentales et nerv.	MAIRET (✳).
Physique médicale.	IMBERT.
Botanique et hist. nat. méd.	GRANEL.
Clinique chirurgicale.	FORGUE (✳).
Clinique ophtalmologique.	TRUC.
Chimie médicale.	VILLE.
Physiologie.	HEDON.
Histologie	VIALLETON.
Pathologie interne	DUCAMP.
Anatomie.	GILIS.
Opérations et appareils	ESTOR.
Microbiologie	RODET.
Médecine légale et toxicologie	SARDA.
Clinique des maladies des enfants	BAUMEL.
Anatomie pathologique.	BOSC.
Hygiène.	BERTIN-SANS
Clinique obstétricale.	VALLOIS.

Professeur adjoint : M. RAUZIER
Doyen honoraire : M. VIALLETON.
Professeurs honoraires :
MM. JAUMES, PAULET (O. ✳), E. BERTIN-SANS (✳), GRYNFELTT
M. H. GOT, Secrétaire honoraire

Chargés de Cours complémentaires

Clinique ann. des mal. syphil. et cutanées	MM. VEDEL, agrégé.
Clinique annexe des mal. des vieillards. .	RAUZIER, prof. adjoint
Pathologie externe	JEANBRAU, agrégé
Pathologie générale	RAYMOND, agrégé
Clinique gynécologique.	DE ROUVILLE, ag. libre
Accouchements	PUECH, agrégé lib.

Agrégés en exercice

MM. GALAVIELLE	MM. VEDEL	MM. SOUBEIRAN
RAYMOND	JEANBRAU	GUERIN
VIRES	POUJOL	GAGNIERE
	ARDIN-DELTEIL	GRYNFELTT Ed.

M. IZARD, secrétaire.

Examinateurs de la Thèse

MM. GRASSET (✳), Profes. président.	VEDEL, agrégé.
RAUZIER, Prof. Adjoint.	GALAVIELLE, agrégé.

En finissant nos études, nous tenons à remercier tous nos Maîtres pour l'instruction qu'ils nous ont donnée.

A M. le professeur Grasset, qui nous a fait l'honneur d'accepter la présidence de notre thèse, nous devons le meilleur de notre instruction médicale.

Ses leçons cliniques constitueront pour toujours notre plus fidèle guide. Nous ne saurons jamais comment lui témoigner nos remerciements et notre profonde estime ; aussi nous conserverons avec orgueil, le souvenir d'avoir été son élève.

Nous dirons, comme tous ceux qui ont eu l'honneur d'avoir été les élèves de M. le professeur-adjoint Rauzier, que nul plus que lui ne sait rendre la clinique plus attrayante.

Quel que soit le lieu où nous serons, nous essaierons toujours de mettre en pratique les bons principes que nous avons pu acquérir dans son service.

Nous remercions M. le docteur Gaussel, chef de clinique médicale, qui nous a inspiré le sujet de notre thèse. C'est aidée de ses conseils bienveillants, que nous avons pu mener à bonne fin, ce modeste travail.

Nous conserverons toujours un souvenir ému des marques d'intérêt et de sympathie que Madame Gaussel, chef de clinique obstétricale, n'a cessé de nous montrer.

LE PRONOSTIC

DE LA

MÉNINGITE CÉRÉBRO-SPINALE

ÉPIDÉMIQUE

L'étude de la méningite cérébro-spinale a fait un **grand**
pas du jour où la ponction lombaire a été appliquée d'une
façon courante au diagnostic et à la thérapeutique de l'inflammation des séreuses méningées : la connaissance des réactions
histologiques qui se produisent à l'occasion des processus
aigus ou chroniques de l'axe cérébro-spinal et qui se traduisent par la présence de leucocytes de types divers dans le
liquide céphalo-rachidien, en un mot le cyto-diagnostic, a permis de suivre l'évolution des processus méningés. Les noms
de Widal, Ravaut, Sicard sont attachés à ce mode d'investigation auquel la clinique des maladies du système nerveux
doit des renseignements fort utiles pour le diagnostic et le
pronostic des méningites. On s'est convaincu que les méningites aiguës, quelle que soit leur cause, sont curables, et,
grâce à la ponction lombaire et au cyto-diagnostic, on a pu
prouver la guérison de certaines méningites tuberculeuses :
cette affection jusque-là était considérée comme d'un pronostic
toujours fatal et l'on préférait admettre une erreur de dia-

gnostic en présence d'un cas cliniquement guéri que de reconnaître la possibilité de la guérison.

Pour les méningites aiguës simples, quelle que fût leur cause, on savait que la guérison s'obtient dans un certain nombre de cas variables avec des circonstances que nous devrons rappeler plus loin. Mais la ponction lombaire ayant permis le diagnostic de méningites cérébro-spinales qui auraient échappé au diagnostic clinique, le pronostic de cette affection a été lui aussi éclairé par ce mode nouveau d'investigation, et la proportionnalité des cas curables a paru augmentée, le diagnostic précis étant fait beaucoup plus souvent qu'autrefois.

Là, ne s'est pas borné le profit que l'on pouvait tirer de l'application de la ponction lombaire ou la connaissance de l'évolution des méningites cérébro-spinales ; en effet l'étude cytologique a permis de rapporter à une inflammation antérieure des méninges, passée à chronicité, certaines affections de l'axe cérébro-spinal d'étiologie jusqu'alors obscure, et qui se sont révélées comme dues à des reliquats d'inflammation mal éteinte.

Avant la ponction lombaire on avait constaté que certains malades atteints de méningite cérébro-spinale guérissaient d'une façon imparfaite et demeuraient plus ou moins impotents par suite de paralysie à localisations variées ; l'étude cytologique du liquide céphalo-rachidien a permis de suivre le passage à la chronicité de certains processus méningitiques aigus et de se rendre compte de la filiation des accidents. Quelques rares nécropsies ont aidé également à faire l'histoire anatomique de ces séquelles de méningite.

La méningite ne se termine donc pas seulement par la guérison ou par la mort, elle peut laisser après elle des lésions qui se propagent aux organes sous-jacents, écorce cérébrale, bulbe, moelle, nerf crânien, racines rachidiennes et donnent un tableau clinique différent avec le point intéressé.

Une étude du pronostic de la méningite cérébro-spinale doit comprendre par conséquent l'étude des conditions qui favorisent le retour à l'état normal, à la guérison et des causes qui aggravent l'évolution morbide et amènent la mort du sujet ; en troisième lieu il faut tenir compte de la possibilité de séquelles qui comportent un pronostic différent : le sujet ne meurt pas, mais il ne retrouve pas l'intégrité du fonctionnement de son système nerveux et présente une symptomatologie variée sur laquelle nous devrons nous étendre plus longuement.

Pendant que nous avions l'honneur de suivre le service de M. le professeur Grasset, nous avons pu, au cours de l'année dernière, observer, dans son service, trois malades, chez qui le diagnostic de méningite cérébro-spinale a pu être porté, dont les manifestations chimiques ont été différentes, et qui ont eu un avenir répondant aux trois cas, exposés plus haut. L'une de ces malades qui était entrée dans le service avec des symptômes de bronchopneumonie, d'apparence pneumococcique, a été atteinte en réalité de méningite cérébro-spinale à méningocoques ; après une maladie longue et malgré une thérapeutique active et variée, elle est morte avec les lésions histologiques de la méningite cérébro-spinale aiguë ; le deuxième malade avait eu sa méningite cérébro-spinale quelque temps avant d'être hospitalisé, mais il ne se remettait pas, et, au moment de son entrée dans la salle de M. le professeur Grasset, il a pu être considéré comme atteint de méningo-myélite, suite d'inflammation aiguë des méninges rachidiennes. C'était donc un cas de guérison avec reliquat ; la troisième malade a eu une histoire plus intéressante encore : elle a fait à l'hôpital un premier séjour en 1903 pour une méningite cérébro-spinale, dont le diagnostic clinique a été confirmé par la ponction lombaire et par les recher-

ches de laboratoire. Elle a parfaitement guéri de cette maladie sans séquelle aucune, a pu reprendre son travail. Ultérieurement elle a été atteinte de tuberculose pulmonaire et est
venue mourir dans le service, près de deux ans après son
premier séjour à l'hôpital ; l'on a pu constater que la guérison de cette méningite cérébro-spinale avait été une guérison
histologique, aussi bien que clinique.

La réunion de ces trois observations où le pronostic de la
méningite avait été différent, où la terminaison s'était faite
d'après un des trois modes possibles, c'est-à-dire la mort, la
guérison avec reliquat, la guérison complète, nous a permis
de faire une étude du pronostic immédiat et éloigné de la
méningite cérébro-spinale. Sur le conseil de M. le docteur
Gaussel, chef de clinique, qui avait pu suivre les trois malades en question, nous avons fait de cette étude le sujet de
notre thèse inaugurale.

Nous avons seulement en vue dans notre travail les méningites cérébro-spinales épidémiques et laissons de côté les méningites dues à la tuberculose ou à la syphilis : Nous ne nous
occupons pas également des infections méningées dues à des
suppurations de voisinage comme par exemple les méningites
qui succèdent aux otites, etc. : nous laissons de côté les méningites secondaires, survenant au cours de la fièvre typhoïde, de la variole, etc. et dont le pronostic immédiat est en
somme lié à celui de la maladie causale. Sans doute, dans
tous les cas, la guérison peut s'accompagner de reliquats, de
phénomènes permanents dont la manifestation clinique sera
la même quelle qu'aient été la nature et la cause de la méningite initiale. Mais comme le pronostic immédiat est différent
suivant qu'il s'agit d'une méningite cérébro-spinale épidémique ou d'une méningite cérébro-spinale secondaire à une autre infection générale, nous préférons nous borner à l'étude

du pronostic des méningites cérébro-spinales épidémiques
dont nous possédons plusieurs observations.

Ce n'est pas d'aujourd'hui d'ailleurs que l'avenir de la méningite cérébro-spinale est à l'ordre du jour et si les travaux de
ces dernières années ont donné un regard d'actualité à cette
question, il ne faut pas oublier que les épidémies meurtrières
de méningite cérébro-spinale avaient permis de se faire une
opinion sur la gravité de cette redoutable maladie et sur ses
conséquences possibles.

Sans vouloir reproduire ici l'historique de la méningite
cérébro-spinale épidémique, nous rappellerons avec Courtellemont que le pronostic des méningites en général a passé
par trois phases en ce qui concerne l'avenir de ces sujets,
Dans la première moitié du XIXᵉ siècle, à la suite des épidémies célèbres de Bayonne (1837), Strasbourg (1840-1841), Aigues-Mortes (1841-1842), certains médecins avaient noté des
infirmités consécutives à la méningite cérébro-spinale. C'é-
tait surtout des désordres persistants du côté des organes des
sens que citaient Lespès, Steinbrenner, Schilizzi. Cependant Tourdes rapportait des observations des troubles mentaux et Chadourne de troubles oculomoteurs.

Au milieu du siècle, avec Bouchut, commence une période
de doute et de négation en ce qui concerne la guérison de la
méningite et la création du méningisme de Dupré marque
pour ainsi dire l'apogée de cette période.

Malgré le travail de Quincke sur les méningites séreuses,
il faut arriver en 1898 pour voir reprise cette question de
l'avenir des méningites. Ce sont les communications de Netter à la Société Médicale des Hôpitaux qui ont rouvert une
troisième période où la vérité semble enfin atteinte. On admet la possibilité de guérir la méningite aiguë. En ce qui
concerne les altérations laissées par les méningites aiguës,
après les communications de Rendu et Parmentier qui appor-

taient le premier cas de méningite terminée par des accidents de paralysie flasque, de Camiade, qui rapportait un cas de paralysie faciale, Chauffard porta nettement la question devant la Société Médicale des Hôpitaux, le 22 mars 1901. Il envisagea non seulement le pronostic immédiat, mais les suites éloignées des méningites, les manifestations morbides qui apparaissent non comme les séquelles, suivant immédiatement la phase aiguë, mais se révélant après une phase de silence qui a permis de considérer la maladie méningée, comme complètement guérie.

La question était soulevée, les communications et les publications ne manquent pas dès ce moment. Nous ne voulons pas reproduire tous les travaux qui ont paru sur ce point, nous nous contenterons de signaler les quelques thèses publiées ces dernières années sur le thème qui nous occupe et qui nous ont servi pour la rédaction de notre travail.

Citons en particulier comme travail d'ensemble, la thèse de Dereure, sur les suites éloignées des méningites bactériennes (1903), celles de Bernard et de Renaut, sur le même sujet (1903). Dereure envisage la question des rapports de la méningite cérébro-spinale avec la polio-myélite antérieure aiguë.

Le point particulier des accidents nerveux consécutifs aux méningites est traité avec beaucoup d'ampleur dans la thèse de Courtellemont (1904-1905) qui est une excellente revue générale des cas publiés jusqu'à ce moment avec addition d'observations personnelles.

Nous avons adopté pour notre travail le plan suivant :

Dans un premier chapitre nous exposerons les observations des malades que nous avons pu suivre dans le service de M. le professeur Grasset.

Le deuxième chapitre sera consacré à l'étude du pronostic immédiat de la méningite cérébro-spinale.

Dans le troisème chapitre, nous nous occuperons des suites éloignées de cette même maladie en ce qui concerne les accidents nerveux tout particulièrement. Nous essaierons d'esquisser la pathogénie.

Enfin de notre thèse nous essaierons de dégager quelques conclusions qui résumeront notre manière de voir sur ce sujet.

CHAPITRE PREMIER

OBSERVATION DE MÉNINGITE CÉRÉBRO-SPINALE

La méningite cérébro-spinale peut se terminer par la guérison ; elle peut, dans ce délai plus ou moins rapide, amener la mort ; enfin elle peut laisser survivre le sujet chez qui subsistent ou apparaissent, dans un avenir plus ou moins rapproché, des accidents nerveux traduisant une atteinte du système nerveux central ou périphérique.

Nous avons pu observer trois malades chez qui la méningite a eu une issue différente correspondant aux trois modes évolutifs précédemment énumérés : nous allons exposer avec détail ces trois observations.

La première a trait à une méningite cérébro-spinale aiguë terminée par la mort après trois mois exactement de maladie ; la deuxième est celle d'un homme qui a survécu à une méningite cérébro-spinale et est resté paralysé ; la troisième est un cas de guérison complète.

OBSERVATION PREMIÈRE

Observation due à l'obligeance de M. le Dr Gaussel, chef de clinique

Méningite cérébro-spinale aiguë à méningocoques. — Évolution durant trois mois. — Mort. — Autopsie. — Étude des lésions histologiques de la méningite cérébro-spinale aiguë.

Gabrielle E.... âgée de 26 ans, couturière, entre dans le service de M. le professeur Grasset, le 21 février 1905, salle Espéronnier, lit numéro 20.

Antécédents personnels. — Accouchement il y a deux ans et peu après affection thoracique aiguë que la malade appelle fluxion de poitrine du côté gauche, ayant duré environ deux mois ; depuis cette époque elle s'enrhume facilement et tousse un peu. Pas d'amaigrissement. Depuis deux mois les règles sont abondantes, non douloureuses, il y a des pertes blanches entre les règles.

Maladie actuelle. — Le 16 février, en pleine santé, elle a été prise le soir d'un point de côté à gauche et a toussé toute la nuit ; le lendemain elle a craché rouge et s'est trouvée gênée pour respirer. Il semble qu'il y ait eu de la fièvre dès le commencement bien que la m. lade ne signale pas de grands frissons au début.

Le jour de son entrée, dès le premier examen, on constate une éruption d'herpès sur la lèvre supérieure gauche, la moitié gauche du nez et le côté du front, la pommette gauche est légèrement colorée, la respiration est assez facile. Il semble qu'il y ait au sommet du poumon gauche un foyer de broncho-pneumonie avec forte congestion : les crachats hémoptoïques parlent encore dans ce sens. Etant donnés les antécédents respiratoires de la malade, on examine les crachats qui ne renferment pas le bacille de Koch, mais quelques pneumocoques. Prescription : infusion d'ipeca et cataplasmes sinapisés.

Le 22 et le 23 février, l'état est à peu près stationnaire avec une certaine rémission de la température qui tombe à 37°4 le matin du huitième jour depuis le début des accidents, ce qui pourrait faire penser à une terminaison prochaine de cette pneumococcie thoracique.

Mais le 24 février la fièvre est de nouveau à 39°7 ; la congestion du poumon est très intense et justifie la prescription d'une potion à tartre stibié. La nuit a été mauvaise, la céphalée s'est exagérée ; une constipation opiniâtre semble s'installer ; la malade a des nausées qui se transforment en vomissements aux premières cuillerées de la potion stibiée.

Le 25 février, la malade continue à vomir malgré la suppression de la potion, la céphalalgie très vive s'accompagne de photophobie, elle siège surtout à la nuque.

Les mouvements de la tête sont douloureux et raides. On recherche alors le signe de Kernig qui existe à l'état d'ébauche, la raie méningitique se détermine très facilement et persiste très longtemps.

La fièvre, toujours élevée, se maintient entre 39°2 et 39°8 ; le pouls à 116.

Les pupilles sont égales, réagissent bien à la lumière ; les réflexes rotuliens sont plutôt exagérés ; le ventre est rétracté, non douloureux ; la constipation persiste.

L'auscultation du poumon permet de se rendre compte que l'état local s'améliore et que le peu de congestion du poumon ne suffit pas à expliquer l'état général. L'hypothèse d'une complication méningée est envisagée et admise.

Prescription : 0,50 centigrammes de calomel ; 2 bains à 37°. Le diagnostic s'affirme le jour suivant : céphalalgie, vomissements, constipation, photophobie, signe de Kernig, raideur de la nuque, raie méningitique, absence de délire et de troubles oculaires.

La température reste élevée malgré quatre bains.

Le 28 février, on commence des applications de pommade au collargol au 1/10 renouvelées après chaque bain, sans action très marquée.

Le 2 mars, tout en continuant les frictions au collargol, on prescrit 0,50 centigrammes de pyramidon et l'on obtient une chute de température à 39°8 qui ne se maintient pas d'ailleurs.

La céphalée est atroce et nécessite une injection de un centigramme de morphine.

Les vomissements ont augmenté ¦ la constipation persiste.

La malade accuse des douleurs dans la cuisse et dans le mollet droit qui font craindre un moment une phlébite.

Le 3 mars, le pyramidon ayant amené une sudation abondante avec menace de collapsus, est donné à doses filées par 0,15 centigrammes toutes les 6 heures.

Aujourd'hui les signes de méningite sont très nets, la congestion du poumon a disparu, il y a un peu de rachialgie, mais le signe de Kernig est très marqué.

On pratique une ponction lombaire après la visite du matin. Le liquide céphalo-rachidien jaillit sous une forte tension, il est louche et donne, après centrifugation, un culot purulent. Examiné au microscope, le culot est constitué surtout par les polynucléaires : on y découvre, après coloration, des diplocoques rares mais typiques, quelques-uns intra-cellulaires ; il s'agit à n'en pas douter du méningocoque. Les cultures faites au laboratoire de bactériologie par M. Lagriffoul confirment ce qu'avait fait supposer ce premier examen, il s'agit bien d'une méningite cérébro-spinale à méningocoque.

Nous recherchons alors dans les mucosités du pharynx le microbe trouvé dans le liquide céphalo-rachidien et nous trouvons, dans les préparations extemporanées, colorées au violet phéniqué, des pneumocoques et le même diplocoque que nous avions retiré du canal rachidien.

La ponction lombaire n'amène aucune sédation dans les phénomènes douloureux du côté de la tête ou du rachis.

Après une accalmie d'un jour, la fièvre reprend et oscille entre 39° le soir et 36°5 le matin pendant quelques jours : le pyramidon, les frictions avec la pommade au collargol, les bains chauds paraissent être sans action sur la marche de la maladie.

Le 10 mars, la céphalée, le signe de Kernig, la raideur de

la nuque persistent ; les vomissements et la constipation paraissent moins persistants. A aucun moment il y a eu de troubles de la motilité oculaire, de troubles pupillaires, ni de délire. La fièvre semble venir par accès le soir, ce qui engage à essayer des injections de sulfate de quinine pendant 3 jours, mais sans résultat : le matin du troisième jour, le 13 mars, la température est seulement à 35°2 le matin. Mais on prévoit une ascension thermique comme la veille et l'on fait à la malade une injection intraveineuse de 10 centimètres cubes de la solution au 100° de collargol : les bains sont supprimés. Le soir, la température remonte à 39°3 comme la veille.

Le 14 mars, si l'on s'en tenait au renseignement fourni par la courbe ordinaire de température, il semble que la fièvre n'ait pas reparu. Mais on a eu soin pendant trois jours de prendre la température de trois en trois heures et ce procédé d'investigation a permis de constater que la fièvre dépassait comme les autres jours 39°, mais que le maximum avait seulement lieu entre 7 heures et 10 heures du soir, tandis que dans l'après-midi la température ne dépassait pas 37°.

Le 15 mars, une deuxième injection intra-veineuse de collargol n'a pas plus de succès et n'amène aucune sédation de phénomènes locaux ou généraux.

Le 21 mars, une nouvelle ponction lombaire est pratiquée : la réaction cytologique est la même, les méningocoques se retrouvent dans le liquide céphalo-rachidien qui est encore louche, mais coule avec moins de tension. Elle semble amener une sédation de la céphalée qui est très pénible et nécessite depuis quelques jours, une piqûre de morphine ; les autres symptômes de la méningite cérébro-spinale persistent. Du côté des yeux on note un très léger strabisme convergent sans diplopie : toujours pas de délire, aucun signe d'altération des nerfs crâniens en dehors du léger strabisme signalé plus haut. Du côté de l'appareil respiratoire on note une persistance de la submatité au sommet gauche du poumon sans signes d'auscultation.

A partir du 25 mars, on fait à la malade, à deux jours d'intervalle, cinq injections de 20 centimètres cubes de sérum antidiphtérique. Cette thérapeutique, on peut le dire, reste sans résultat. Ici encore, à ne considérer que la courbe dressée avec les températures de 7 heures du matin et de 5 heures du soir, on pourrait conclure que l'injection de sérum antidiphtérique a amené quatre fois une apyrexie manifeste : mais ces mêmes jours l'accès de fièvre a été simplement retardé et s'est produit le soir à 9 heures, précédé de petits frissons.

La dernière injection de sérum antidiphtérique a été pratiquée le 2 avril : dans la soirée, sans que nous voulions établir de relations entre les deux ordres de faits, la malade a été prise d'une crise de dyspnée avec frissons, cyanose, tachycardie qui fait craindre une atteinte du bulbeux ou du pneumogastrique. Le mal ne paraît pas rétrocéder bien que certains jours l'état général soit bon, à la visite du matin en particulier, et permette quelquefois d'espérer une issue favorable. Les vomissements ayant cessé, la malade s'alimente assez bien et va à la selle avec régularité.

Le cœur tient bien, les urines ne renferment que des traces d'albumine.

Le 9 avril, la journée est mauvaise, il y a eu une nouvelle crise de dyspnée avec frisson et tachycardie : il a fallu faire une injection d'éther et donner à la malade de l'oxygène à respirer.

La céphalée revient tous les soirs, la raie méningitique est nette et persistante, le signe de Kernig toujours très marqué. A cette période, les réflexes rotuliens sont abolis, les membres inférieurs ont beaucoup maigri, il se dessine une légère escharre sacrée.

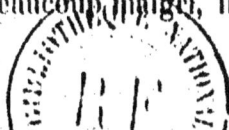

Le 14 avril, la situation ne fait qu'empirer : le pouls est petit, fréquent, hypotendu, l'escharre sacrée s'étend tous les jours, la malade urine et va sous elle ce qui contribue encore à aggraver cette lésion locale.

Le strabisme convergent est peu appréciable, mais dans les mouvements de latéralité des globes oculaires vers la droite ou la gauche, ainsi que pendant les mouvements de convergences, on note des secousses nystagmiformes qui n'existent pas dans les mouvements verticaux des yeux.

Le 25 avril, les membres inférieurs sont de plus en plus parésiés et atrophiés : l'escharre sacrée est stationnaire.

La malade est somnolente, peut-être sous l'influence de la morphine, mais ne délire jamais. A partir de ce moment, le thermomètre n'accuse plus de fièvre et la courbe qui avait eu jusque-là un tracé des plus irréguliers se régularise. La température oscille entre 35°6 et 36°5 : l'accès fébrile du soir est supprimé sans antithermiques.

Dès le 1er mai, on fait tous les deux jours une injection sous-cutanée de 300 cc. de sérum artificiel qui relève un peu la tension sanguine et favorise la diurèse.

Les altérations de pâleur et de rougeur surtout au niveau du visage qui traduisent un trouble de la vasomotricité sont de plus en plus fréquentes : la malade a des alternatives d'accalmie et de souffrance ; elle s'affaiblit et s'émacie de plus en plus ; de temps en temps elle a quelques vomissements ; le nystagmus persiste ; pour éviter un déplacement inutile et fatigant pour elle on ne recherche plus le signe de Kernig.

Le 16 mai, la température s'élève le soir à 38°2, la malade meurt dans la nuit sans aucun incident nouveau, sans complications, par le seul progrès du mal.

Autopsie. — Elle est pratiquée 24 heures après le décès.

Crâne et Rachis. — A l'ouverture de la boîte crânienne on

trouve un peu de congestion des vaisseaux de l'encéphale et surtout des traînées séro-purulentes, suivant le trajet des vaisseaux dans l'espace sous-arachnoïdien. En particulier, on peut constater que les traînées purulentes pénètrent dans les scissures de Sylvius de deux côtés, cette constatation est évidente quand l'encéphale a été extrait de la boîte crânienne.

Au niveau de la base, l'exsudat est discret, il n'y a pas de formation de fausses membranes dans les sillons ou entre les méninges qui ne sont pas adhérentes.

Quand on ouvre le canal rachidien, on constate que la moëlle baigne dans un liquide céphalo-rachidien, d'aspect louche, rappelant celui que nous avons extrait par la ponction lombaire.

Thorax. — On détache facilement les poumons et le cœur ; il n'y a pas d'adhérences pleurales.

Les poumons sont congestionnés aux bases : au sommet gauche on voit de petits tubercules durs à la coupe, en voie de sclérose et même de crétification.

Le cœur n'a rien de particulier.

Abdomen. — Le foie est gros, d'aspect un peu pâle ; la vésicule biliaire est normale. Les reins sont rouges, légèrement augmentés de volume ; la capsule se détache facilement.

Examen histologique. — On prélève, pour les soumettre à l'examen de M. le professeur Bose, un fragment de moëlle cervicale, de moëlle dorso-lombaire, quelques fragments des nerfs de la queue de cheval, un morceau de foie, de rein et de poumon (au niveau du sommet gauche).

Voici quels sont les résultats de l'examen microscopique :

Moëlle cervicale. — Les méninges sont nettement épaissies ; elles sont infiltrées de cellules embryonnaires qui, autour des vaisseaux, peuvent former des manchons d'une grande épaisseur. Ces cellules s'allongent, prennent une forme fuso-cellulaire, s'organisent autour de lacunes pour former un tissu fibreux à éléments allongés qui prend par places l'aspect d'un tissu conjonctif adulte.

Ce processus d'infiltration se marque autour des racines nerveuses et pénètre par la voie péri-vasculaire dans leur intérieur en formant des placards de tissu conjonctif jeune, d'épaisseur souvent assez grande.

En somme, il se produit dans les méninges une infiltration à point de départ périvasculaire aboutissant à un processus scléreux autour des nerfs et dans l'épaisseur des tubes nerveux.

Ces formations conjonctives périvasculaires pénètrent dans la moelle d'une façon assez discrète. Ces vaisseaux ont une paroi conjonctive épaissie avec infiltration de cellules rondes ou allongées : ces lésions sont surtout marquées dans la substance blanche.

Au niveau des cornes antérieures il y a peu de chose à noter. On retrouve, moins prononcées encore, les lésions vasculaires comme dans la substance blanche. Certaines cellules grises apparaissent avec un contour peu net et un noyau peu apparent, les prolongements cellulaires ont parfois disparu ; il y a même des cellules rares, il est vrai, atteintes de désintégration et en voie d'atrophie. L'espace lymphatique qui entoure les cellules nerveuses malades renferme des cellules rondes parfois nombreuses.

Les lésions médullaires sont en somme peu marquées ; ce qui domine, c'est la méningite décrite plus haut.

Moelle lombaire. — Ici les lésions sont les mêmes, avec cette différence toutefois que l'infiltration est plus marquée et pénètre davantage dans la moelle.

Queue de cheval. — Le processus est le même, mais moins disséminé. On trouve des placards de cellules rondes infiltrant les tubes nerveux. Ce sont des cellules mono-nucléaires, on ne trouve pas de poly-nucléaires.

L'infiltration est interstitielle et les tubes nerveux ne paraissent pas encore avoir souffert.

Entre les faisceaux nerveux constituant la queue de cheval, l'exsudat est riche en cellules embryonnaires.

Foie. — Ce qui frappe au premier aspect ce sont les lésions de dégénérescence graisseuse des cellules hépatiques : il y a une infiltration d'origine périvasculaire autour des espaces portes.

Il s'agit d'une hépatite diffuse, avec prédominance de dégénérescence graisseuse.

Reins. — Il y a un léger degré de glomérulite ; les vaisseaux intertubulaires sont congestionnés, sans hémorragie. L'épithélium des tubuli contorti et de l'anse de Henlé est en certaines places frappé de mortification, les noyaux ont disparu.

En somme, néphrite légère et congestion rénale.

Poumon. — Ce sont les lésions de la tuberculose caséofibreuse banale avec tendance marquée à la formation du tissu de défense. On trouve des zones caséeuses et des cellules géantes caractéristiques.

OBSERVATION II

Observation due à l'obligeance de M. le Dr Gaussel

Méningite cérébro-spinale ancienne avec reliquat. — Méningo-myélite à forme hémiplégique.

Justin B..., 44 ans, cultivateur, entre dans le service de M. le professeur Grasset, le 12 mars 1905, salle Fouquet, n° 28.

Le début de sa maladie remonte à 7 mois. Il a dû garder le lit au commencement pour une affection aiguë caractérisée par une asthénie générale, avec fièvre, céphalée, rachialgie et douleurs en ceinture. Couché dans son lit, il pouvait mouvoir chaque segment de membre, il n'y avait donc pas de paralysie. Mais si on le touchait, il éprouvait de vives douleurs par tout le corps : cette période paraît avoir été marquée par de l'hyperesthésie très accentuée. Il n'y a eu aucun trouble sphinctérien.

La phase aiguë a duré un mois environ. Mais les douleurs lombaires ont toujours persisté et quand il a commencé à se lever, ce symptôme était celui qui le préoccupait surtout. Le malade a éprouvé également des douleurs dans la jambe droite et le bras droit, quelques douleurs en ceinture au niveau de l'hypogastre ; il se sent moins fort de tout le côté droit.

A part cette maladie dont il déclare n'avoir jamais été complètement guéri, le sujet ne présente aucun antécédent personnel ou héréditaire à signaler. Au premier examen fait par M. Grasset, l'état est le suivant :

Motilité : Membre supérieur droit. Impossibilité de serrer la main, d'opposer le pouce aux autres doigts avec quelque force, d'exécuter les mouvements de latéralité des doigts. Les mouvements du poignet et du coude se font assez bien, ceux de l'épaule sont limités et douloureux. La pression des masses musculaires au bras est également douloureuse. Force musculaire de la main droite : 15 divisions du dynamomètre. Membre supérieur gauche normal en apparence, force musculaire de la main gauche : 20 divisions au dynamomètre. Ce côté est donc également affaibli.

Membres inférieurs : La force musculaire est diminuée sur tous les segments du membre inférieur droit par rapport au côté gauche.

Le malade soulève chaque jambe isolément, mais non les deux à la fois ; si, pendant qu'il tient la jambe gauche en l'air, on lui soulève la jambe droite, l'autre reste un moment en l'air. Si la jambe gauche étant en l'air, on supprime l'appui fourni par la jambe gauche, la droite retombe lourdement, elle est donc plus atteinte que la gauche.

Le malade ne s'assied pas les bras croisés, même si on fixe les jambes sur le plan du lit (paralysie des fléchisseurs, groupe psoas).

Epreuve de P. Marie : Le malade assis sur le bord du lit, ne résiste pas du tout, quand on abaisse sa jambe droite fléchie sur le bassin ; il résiste mieux du côté gauche.

A la paralysie motrice plus marquée au membre inférieur droit, correspond une exagération du réflexe rotulien surtout à droite avec diminution du réflexe achilléen.

Sensibilité objective : Normale aux membres supérieurs et inférieurs.

Quelques douleurs de projection surtout dans le membre inférieur droit.

Signe de Kernig très net quand on fait asseoir le malade.

Douleur à la colonne vertébrale spontanée et à la pression depuis la 8e dorsale, jusqu'en bas.

Pas de trouble du côté des nerfs crâniens, des yeux pas de vertiges, pas de céphalée.

Malgré l'apyrexie, le malade présente très nettement le signe de la raie méningitique.

Diagnostic. Reliquat de méningite cérébro-spinale. Méningo-myélite avec participation des racines, atteinte surtout uni-latérale du côté droit.

Une ponction lombaire faite quelques jours après donne issue à un liquide céphalo-rachidien clair, qui s'écoule lentement sans hypertension. Le cyto-diagnostic permet d'y constater une lymphocytose nette quoique discrète. Le diagnostic histologique de méningite chronique paraît devoir être maintenu.

Traitement. — Injection de biiodure d'hydrargyre à 1 cen-

ligramme par jour avec 5 centigrammes de cacodylate de soude.

Le 31 mars, le malade n'éprouve aucune amélioration malgré le traitement ; il déclare même être plus faible qu'au moment de son entrée. Il continue cependant à se lever, à marcher. Sa démarche n'a rien de caractéristique.

Les mouvements des doigts, de la main droite, se font mieux, mais encore sans force, les mouvements du poignet se font bien.

Au niveau de la jambe droite, on note toujours des douleurs ; aux mouvements spontanés ou provoqués de l'atrophie très marquée des muscles périarticulaires, surtout du deltoïde.

Les phénomènes signalés dans la motilité des membres inférieurs, sont les mêmes qu'au moment de l'entrée du malade.

Le 20 avril, le malade accuse depuis quelques jours des douleurs dans le membre inférieur gauche, surtout la nuit, comme si on lui rongeait la jambe ; il ne souffre pas à la pression (douleur de projection par méningo-radiculite).

Le 9 mai, les signes moteurs sont ceux que nous avons déjà signalés, il n'y a aucune tendance à l'amélioration, au contraire : le signe de Kernig, les douleurs dans l'épaule, les reins, persistent.

Il semble que la force musculaire ait encore diminué dans la jambe gauche, surtout comme si le processus s'étendait aux racines motrices de ce côté. Les sphincters ont toujours été normaux.

Le malade fait un premier séjour à Balaruc, du 15 mai au 1er juin, où on le traite par les bains de pieds et l'eau en boisson.

A son retour, son état est le même.

Il fait un deuxième séjour, du 15 au 30 août, qui n'appor-

te aucune amélioration. Il quitte l'hôpital à ce moment.
Nous ne l'avons plus revu.

OBSERVATION III

Observation due à M. le Dr Gaussel. Communiquée à la Société de Neurologie

Méningite cérébro-spinale aiguë à méningocoques. — Guérison. — Ultérieurement, tuberculose pulmonaire. — Mort. — Autopsie. — Guérison histologique de la méningite ancienne.

Julia V..., 25 ans, ménagère, entre à l'hôpital Suburbain,
le 2 juillet 1903, pour une affection aiguë dont le début re-
monterait à un mois environ.

Antécédents personnels : Bonne santé habituelle, aucune
maladie antérieure, jamais de crises de nerfs.

Antécédents héréditaires : Père et mère en bonne santé.

Deux enfants bien portants, jamais de fausses couches.

Maladie actuelle. — Cette femme est malade depuis un
mois environ ; elle a éprouvé des douleurs dans les lombes et dans les membres inférieurs qui ont eu un début
brusque. A aucun moment elle n'a souffert des membres supérieurs, elle n'a jamais eu de troubles sphinctériens, ni des
troubles de la parole.

Dès le début elle a souffert de la tête, a eu des vomissements et de la diarrhée.

Le jour de son entrée et au moment de la première visite
le 3 juillet, elle n'avait pas de fièvre. Nous ne savons pas
si elle en a eu antérieurement, le fait est probable. Le pouls
bat 88 pulsations par minute ; les urines examinées avant
la visite ne renferment pas d'albumine.

Voici quel est l'état de la malade le jour du premier examen par M. le professeur Rauzier :

Elle accuse de la céphalalgie surtout nocturne, de l'insomnie, de la rachialgie ; il y a eu un peu de délire dans la nuit. Les membres inférieurs sont faibles et douloureux.

Ce matin, sans effort, la malade a eu quelques vomissements, l'anorexie est absolue, la diarrhée persiste depuis le commencement de la maladie, la miction se fait normalement.

Aucun symptôme fonctionnel n'est signalé dans le domaine cardio-pulmonaire.

Il n'y a ni toux, ni expectoration, ni dyspnée, ni œdème.

L'examen direct de la malade donne les renseignements suivants :

Système nerveux : Aucun trouble de motilité des membres, de la face, de la langue, des yeux, un peu de tremblement généralisé plus marqué aux doigts.

Il n'y a pas de contractures dans les membres, mais la raideur douloureuse de la nuque et le signe de Kernig sont très marqués.

La sensibilité objective est normale.

Les réflexes rotuliens sont abolis, l'excitation de la plante des pieds provoque la flexion des orteils, les réflexes sont vifs aux membres supérieurs et aux masséters.

Il n'existe aucun trouble trophique apparent. Aucun stigmate d'hystérie.

Les pupilles sont un peu étroites, égales et contractiles.

Appareil cardiaque et pulmonaire , rien à noter. Appareil digestif : la langue est rouge, un peu de muguet semble se développer dans la bouche ; le ventre est douloureux sur toute son étendue et légèrement rétracté.

Dès ce premier examen, M. le professeur Rauzier porte le diagnostic de méningite cérébro-spinale, se réservant de compléter le diagnostic après la ponction lombaire.

Ponction lombaire le 3 juillet.

Le liquide céphalo-rachidien s'écoule sans hypertension,

opalescent. On en recueille 20 centigrammes qui sont centrifugés.

Dans le culot de centrifugation, l'examen histologique permet de constater de très nombreux leucocytes (2/3 de polynucléaires, 1/3 de mononucléaires).

Le liquide après culture sur agar permet de déceler de nombreux méningocoques typiques. Il s'agit donc bien d'une méningite cérébro-spinale à méningocoques.

Dès le premier jour le traitement a été à la fois calmant (3 grammes de bromure de potassium, 4 bains de 20 minutes à 38° avec compresses froides sur la tête) et tonique. (Potion à l'extrait de quinquina et kola.)

Nous ne suivrons pas l'évolution de cette méningite, au jour le jour, nous contentant d'en tracer les grandes lignes.

Un symptôme dont il est possible d'apprécier l'évolution générale, c'est la fièvre. En jetant un coup d'œil sur l'ensemble de la courbe, il est possible de se rendre compte de son irrégularité.

Le soir de son entrée, la malade a 39°4 de température ; c'est le point le plus élevé qu'elle ait jamais atteint ; puis viennent 2 jours d'apyrexie (37°2 au maximum) suivis d'une ascension à 39°2, le 6 juillet au soir.

Le lendemain, nouvelle apyrexie, puis réascension à 38°5, le 8 juillet.

Le 10 et le 13 juillet, c'est le matin que la température atteint son maximum (38-38°5) ; hormis ces deux températures élevées, la courbe se maintient au dessous de 37° du 9 au 16 juillet.

Signalons encore l'hyperthermie du 18 et 19 juillet, tout le reste du temps la température oscille entre 36 et 37 jusqu'au moment de la guérison.

Le pouls n'a jamais été très fréquent ; il a atteint 116 le soir du 6 juillet alors que la température était de 39° ; le plus souvent il a oscillé entre 80 et 100 pulsations, ses variations allant avec celles de la courbe thermique.

Les jours qui suivent immédiatement l'entrée de la malade à l'hôpital, le tableau clinique est à peu près le même que celui que nous avons tracé au début ; la céphalalgie et les vomissements ont cédé, mais la rachialgie, le délire nocturne, le signe de Kernig persistent.

Le 6 juillet le délire a disparu, l'état intellectuel est très bon ; il n'y a plus de raideur de la nuque, mais le signe de Kernig est encore très net, la rachialgie toujours intense : il n'y a jamais eu de photophobie.

A la diarrhée fait place une constipation momentanée, contre laquelle on administre des paquets de 0,05 centigrammes de calomel, toutes les 4 heures.

Le lendemain l'amélioration ne s'est pas maintenue, la céphalée et des nausées ont réapparu, pour céder d'ailleurs le jour suivant.

Le 9 juillet, l'intensité de la céphalalgie a obligé l'interne du service à faire une injection de morphine pendant la nuit. A la visite du matin la malade se trouve bien, mais les signes objectifs persistent avec leurs mêmes caractères.

Le 10 juillet, le calomel ayant déterminé un peu de gingivite est suspendu ; la malade ne prend plus que deux bains.

On ne peut pas dire qu'il y ait une amélioration marquée car les différents symptômes tels que céphalalgie, vomissements, rachialgie, n'ont que des rémissions assez courtes et n'ont pas encore cédé.

Contre la fièvre survenant par accès, on a prescrit du quinquina, du 7 au 13 juillet, sans que la courbe thermique ait été influencée. Aussi ce médicament est-il remplacé le 18 juillet par l'antipyrine que la malade continue à prendre jusqu'au 4 août ; il semble que ce dernier agent ait mieux combattu la fièvre puisque celle-ci ne s'est plus guère élevée au-dessus de 37° après une hyperthermie de 38° 0, le 19 juillet.

Après une alternative d'amélioration et d'aggravation des symptômes, après des journées et des nuits calmes, entre-coupées de périodes pendant lesquelles l'agitation, le déli-re même, la céphalalgie ne laissent nul repos à la malade et nécessite l'emploi de la quinine, nous arrivons ainsi au 25 juillet.

Le 25 juillet, l'état général est bon, il persiste encore un peu de signe de Kernig, mais sans douleur.

Les jours suivants l'amélioration fait des progrès, la ma-lade passe de bonnes journées, se plaignant d'un peu de cé-phalée le soir. Les nausées, la rachialgie ont disparu, la constipation a cédé, la raideur de la nuque n'a plus reparu, le signe de Kernig n'existe plus, l'abolition des réflexes rotu-liens persiste. Tel est l'état au commencement d'août.

Le 4 août, premier lever et suppression de toute théra-peutique, sauf la potion tonique. La convalescence est entre-coupée de quelques accès de fièvre survenant brusquement avec frissons, chaleur, sueur, accès très courts qui ne sont pas signalés sur la courbe de température, mais ont eu lieu le 6, le 8 et le 10 août.

Cette apparence d'intermittence conduit à la prescription de quelques doses de quinine. Tout rentre dans l'ordre et la malade, peut quitter l'hôpital complètement guérie, le 22 août.

A ce moment rien ne persiste des symptômes qu'elle a présentés au cours de la maladie ayant duré 2 mois et demi environ.

Après sa sortie de l'hôpital cette femme est retournée dans son village et a recommencé à travailler ; elle s'occupait avec son mari, aux travaux de la campagne et a dû fournir une somme de travail physique considérable.

Elle est restée un an dans un état de santé en apparence parfaite ; mais au mois de juillet 1904 elle a commencé à éprouver quelques malaises. Ses forces diminuaient, elle toussait un peu et s'essoufflait facilement.

Elle a tenu bon cependant et a pu aider aux travaux de la vendange : à ce moment, elle avait le matin des accès de fièvre de courte durée et vomissait souvent à l'occasion de la toux : les règles manquaient et n'ont pas apparu depuis.

La malade n'a fait que progresser durant l'hiver ; l'asthénie est telle que tout travail est devenu impossible, aussi la malade rentre-t-elle à l'hôpital au mois de mars 1905. L'examen du thorax ne laisse aucune incertitude sur la nature de la maladie dont elle souffre actuellement ; les signes d'une tuberculose pulmonaire avec formation de cavernes aux deux sommets ne permettent pas au diagnostic d'être hésitant ; la constatation de nombreux bacilles dans les crachats enlève le moindre doute. L'intérêt réside moins dans le fait d'une tuberculose pulmonaire survenue un an après une méningite cérébro-spinale à méningocoques que dans la recherche des séquelles possibles de son ancienne méningite.

L'attention se porte immédiatement du côté des membres inférieurs, qui sont très faibles ; l'inspection montre un amaigrissement très prononcé bilatéral qu'il faut rapporter sans doute à la tuberculose en évolution. Couchée dans son lit, la malade peut mouvoir, sans force, chaque segment du membre ; la jambe gauche paraît plus faible que la droite.

Elle peut soulever isolément chaque jambe au-dessus du plan du lit, mais ne soulève pas les deux jambes à la fois, ce qui indique un certain degré de faiblesse des muscles stabilisateurs du tronc ; quand on l'invite à s'asseoir les bras croisés, elle n'y parvient que si l'on fixe fortement les jam-

bes sur le plan du lit, les fléchisseurs de la cuisse sur le bassin sont donc assez énergiques, mais les muscles stabilisateurs de la jambe sur le plan du lit sont défectueux. Une
fois assise, elle peut étendre les jambes complètement, il n'y
a donc pas trace du signe de Kernig.

Les reflexes rotuliens sont vifs des deux côtés. Au premier
examen, il semble exister un trouble de sensibilité qui attire
l'attention ; le membre inférieur gauche (le plus faible) est
anesthésié et l'anesthésie remonte au tronc presque sous le
sein, dans la moitié gauche du corps. Cette hémianesthésie
de la partie inférieure du corps fait émettre l'hypothèse de
névrose ou de névrite consécutive radiculaire à son ancienne
méningite. Aux membres supérieurs, la sensibilité est normale des deux côtés.

La colonne vertébrale n'est pas douloureuse à la pression
ni spontanément.

Le lendemain de son entrée, un nouvel examen pratiqué
dans le but de mieux analyser les troubles parétiques et anes-
thésiques constatés la veille permet de se rendre compte que
tous ces phénomènes ont disparu.

L'anesthésie n'existe plus ; la parésie motrice, qui était
peut-être due à de la fatigue, n'est plus appréciable. La malade soulève bien les jambes isolément ou ensemble, s'assied
sur son lit les bras croisés sans qu'on fixe les jambes sur
le lit.

M. le professeur Grasset est d'avis que l'anesthésie cons-
tatée la veille était de nature hystérique.

Pour se rendre compte de l'état anatomique probable de
ses méninges rachidiennes, on fait, le jour de son entrée, une
ponction lombaire : le liquide céphalo-rachidien clair s'écoule
goutte à goutte et ne donne après centrifugation aucun culot ;
il n'y a pas de réaction méningée apparente par ce procédé
d'investigation.

L'examen des urines pratiqué le même jour y décèle une notable diminution de l'urée et l'existence de 5 grammes d'albumine par litre.

La malade est traitée par des injections de cacodylate de soude.

Quelques troubles intestinaux se manifestent sous forme de diarrhée qui est combattue sans succès par l'opium et les astringents.

L'évolution ultérieure est celle de la cachexie tuberculeuse, amaigrissement progressif, œdème, diarrhée, fièvre.

Il n'y a jamais eu véritablement paralysie des membres inférieurs, mais seulement faiblesse extrême.

La malade meurt dans les derniers jours du mois d'avril.

Autopsie. — Elle a porté seulement sur le cerveau, la moelle et la queue de cheval.

A l'ouverture de la boîte crânienne et du rachis l'aspect de l'encéphale et de la moelle est normal ; il n'y a nulle part trace du processus inflammatoire ancien ou récent. L'examen microscopique ne donne donc aucun résultat.

Examen microscopique. — On prélève un fragment de moelle cervicale, de moelle dorso-lombaire et quelques fragments de nerfs de la queue de cheval ; ces pièces sont soumises à l'examen de M. le professeur Bosc au laboratoire d'anatomie pathologique.

Après fixation et coloration, l'examen histologique montre qu'il n'existe aucune lésion récente ou ancienne des méninges de la moelle et des nerfs ; la guérison de la méningite cérébro-spinale s'est donc faite sans reliquat même microscopique.

CHAPITRE II

PRONOSTIC IMMEDIAT DE LA MENINGITE
CEREBRO-SPINALE

Nous nous proposons dans ce chapitre d'étudier le pronostic immédiat de la méningite cérébro-spinale, réservant, pour les développements ultérieurs la question des suites éloignées de cette affection.

En présence d'un cas donné de méningite cérébro-spinale en évolution on put s'adresser à divers éléments (étiologie, localisation anatomique des lésions, symptomatologie, complication, traitement mis en vigueur) pour se faire une idée de l'évolution probable. Quand on scrute attentivement les divers points dont le clinicien peut tirer ses renseignements, on peut avec quelques chances de succès arriver à établir un pronostic : il ne faut pas oublier qu'il n'est pas de loi absolue dans ce chapitre particulier de la pathologie et que les réserves sont toujours de mise.

Etudions donc successivement les données que nous fournissent l'étiologie, la symptomatologie, les complications etc. pour le pronostic immédiat de la méningite cérébro-spinale.

1° Eléments de pronostic tirés de l'étiologie

Plusieurs facteurs entrent en ligne pour aggraver le pronostic de la méningite cérébro-spinale au point de vue des éléments étiologiques ; certains tiennent au malade lui-même, ce sont l'âge, le passé pathologique du sujet, etc., d'autres indépendants du malade, relèvent du microbe causal, de l'épidémie en cours, du milieu, etc.

Etudions-les l'un après l'autre :

A. *Age.* — On sait que la méningite cérébro-spinale épidémique est une affection du jeune âge et que le maximum des cas observés frappe les enfants ou les soldats dont la pathologie, à beaucoup de points de vue, se rapproche de celle des enfants.

Si l'on rapproche les chiffres fournis par différents observateurs, Hirsch (de Dantzig), Früs (de Copenhague), Hanuschke, on constate l'extrême mortalité des enfants de moins d'un an ; à cette époque de la vie les quatre cinquième des sujets atteints succombent fatalement, il est peu d'affections aussi meurtrières ; au-dessus de 3 ans, le pronostic est moins sévère, tout en restant très grave et s'améliore encore au-dessus de 10 ans où il est plus que de 25 %.

Dans l'armée, il semble que les recrues soient plus sévèrement frappées que les soldats ayant déjà servi et d'une façon générale la mortalité s'élève et dépasse de beaucoup celle des adolescents. Elle peut varier de 40 à 60 %. Il faut voir dans le surmenage, la dépression morale et les exercices pénibles auxquels sont soumis les soldats, la cause de cette aggravation. D'ailleurs chaque épidémie apporte sa caractéristique dans la courbe de la morbidité et de la mortalité dans l'armée.

Au dessus de 30 ans, la méningite cérébro-spinale est assez rare et sa mortalité paraît s'atténuer, elle oscille cependant autour de 40 % suivant les statistiques et suivant les épidémies.

B. *Antécédents du sujet*. — En dehors de l'âge, certaines prédispositions héréditaires ou acquises semblent être un facteur d'aggravation. Ainsi les enfants issus de nerveux, surmenés au point de vue intellectuel ou physique, les adultes adonnés à l'alcoolisme ou convalescents de maladies débilitantes offrent un terrain moins résistant à l'infection méningée ; ces éléments d'aggravations qui se rencontrent au chapitre des pronostics et beaucoup d'affections à localisation nerveuse trouvent bien leur place dans la méningite cérébro-spinale.

La méningite cérébro-spinale peut revêtir une allure particulièrement grave lorsqu'elle survient chez une femme enceinte ou après l'accouchement. L'observation de Crouzat en est une preuve. Cet auteur a rapporté à la Société d'Obstétrique de France (22 avril 1897) l'histoire d'une parturiente qui succomba rapidement à une méningite infectieuse à pneumocoques.

Les éléments étiologiques précédents tiennent au sujet lui-même, il en est d'autres que l'on peut qualifier d'extrinsèques et dont la valeur pronostique ne saurait être niée.

C. *Epidémie*. — Pour la méningite cérébro-spinale comme pour toutes les maladies générales épidémiques le pronostic est différent suivant que l'on considère telle ou telle épidémie, « le genre épidémique » s'y fait sentir d'une façon manifeste ; il n'y a pour s'en convaincre qu'à jeter les yeux sur

le tableau suivant où nous rapprochons les chiffres de morbidité et de mortalité dans quelques épidémies célèbres :

	Morbidité	Mortalité
Rochefort (1838), épidémie au bagne . .	143	121
Versailles (1839), garnison	156	69
Strasbourg (1840), garnison	196	122
— — civils	150	90
Aigues-Mortes (1841), civils.	160	120
Metz (1847), garnison	176	66
Toulon (1851), garnison	116	55

La statistique de l'armée, dressée d'après les chiffres éta-
blis actuellement de 1888 à 1900 montre de grandes variations.

C'est ainsi que sur 23 malades en 1889, 10 seulement ont
succombé, tandis que le même chiffre de morbidité a donné
en 1893 une mortalité de 21 cas ; Ce sont les chiffres extrê-
mes que présente cette statistique ; elle oscille donc entre
42 et 91 %.

Dans une statistique publiée par Netter au congrès de
1900, sur 207 malades on note 123 décès, soit une mortalité
de 59 %. C'est à peu près la mortalité moyenne obtenue par
Bernard dans sa thèse, en se basant uniquement sur les statistiques françaises.

Les statistiques fournies par les auteurs étrangers sont en
général moins défavorables, mais sont toujours variables
avec l'épidémie que l'on considère.

Il est intéressant à ce point de vue de comparer les statistiques d'ensemble d'un même pays pour des épidémies différentes.

Ainsi par exemple la Suède fournit de 1855 à 1800 les
chiffres suivants :

	Malades	Morts
1855	3000	844
1856	2000	428
1857	3051	1387
1858	1009	770
1859	1405	552
1860	347	148

On voit d'un seul coup d'œil la différence de gravité des diverses épidémies.

Il ne faut pas d'ailleurs prendre les chiffres donnés par chaque observateur comme ayant une valeur absolue, car au cours d'une épidémie beaucoup de cas de mort sans autopsie peuvent être comptés à tort dans la statistique et inversement, avant la ponction lombaire ou bien quand ce mode de diagnostic n'est pas employé, beaucoup de cas frustes, à forme ambulatoire en particulier, peuvent échapper à l'observation. Nous sommes aujourd'hui en possession d'un moyen qui nous permet un diagnostic certain de méningite cérébro-spinale c'est l'étude du liquide céphalo-rachidien ; aussi faut-il espérer que, à la lumière des renseignements qu'il fournit l'on pourra établir plus tard avec de nombreux matériaux cliniques et anatomo-cliniques un pronostic de léthalité mieux précisé pour chaque épidémie.

D. *Milieu.* — La méningite cérébro-spinale subit la loi de toutes les maladies microbiennes surtout, dont le pronostic s'aggrave par l'encombrement, le milieu nosocomial. Il suffit de considérer le chiffre de mortalité de l'épidémie du bagne de Rochefort en 1838 qui est de 121 décès pour 142 malades, de se rappeler de la plus grande gravité de la maladie dans la population militaire que dans la population civile du même âge, pour se rendre compte de l'influence du milieu sur le pronostic. Il faut admettre une virulence particulière du germe, dans ces cas une facilité plus grande de la propagation, et une série d'éléments d'affaiblissement pour l'organisme tenant à la même cause ; toutes ces raisons militent en faveur de l'exagération de la gravité de la méningite cérébro-spinale au sein des collectivités.

E. *Microbes.* — Toutes les causes jusqu'ici invoquées et passées en revue successivement ont trait à la prédisposition morbide, il nous reste à envisager maintenant le rôle des microbes, cause déterminante de la maladie, et d'apprécier leur valeur comme facteur de gravité de pronostic de la méningite cérébro-spinale.

Nous savons que la méningite cérébro-spinale primitive, celle dont nous nous occupons surtout ici relève le plus souvent du méningocoque de Weichselbaum ou du pneumocoque de Talamon-Frankel ; on rencontre cependant, mais dans des proportions bien moindres, d'autres microbes dans les méningites aiguës simples. Aussi le bacille d'Eberth, le staphylocoque, le bacille de la grippe, le colibacille ont été signalés, même le streptocoque. Dans quelques cas, il y a association de deux de ces microbes.

Or voici un tableau de morbidité et de mortalité suivant le microbe trouvé dans le liquide céphalo-rachidien, tableau que nous empruntons à la thèse de Bernard :

Méningite à Méningocoques, 19 cas avec 4 décès, soit 21,05 0|0 de mortalité.

— Pneumocoques, 39 cas avec 30 décès, soit 75,8 0|0

— Bacilles d'Eberth, 23 cas, avec 14 décès, soit 60,8 0|0

— Bacilles de Pfeiffer, 11 cas, avec 10 décès, soit 90,9 0|0

— Staphylocoques, 11 cas, avec 10 décès, soit 90,9 0|0

— Colibacille, 7 cas, avec 4 décès, soit 57,11 0|0

La méningite à pneumocoque est donc beaucoup plus grave que celle à méningocoque pour nous en tenir à ces deux formes les plus fréquentes. Il faudrait pouvoir parcourir les observations pour se rendre compte si dans ces cas de méningites à pneumocoques il n'est pas d'autres localisations de la pneumococcie (pneumonie, otite, etc.) qui contribuent pour une grande part à aggraver le pronostic. Quoi qu'il en soit, les chiffres donnés plus haut sont très éloquents et se rapprochent beaucoup d'ailleurs de ceux que rapportait Concetti au congrès de 1900.

Cet auteur a observé 12 cas de méningite cérébro-spinale à pneumocoque avec 3 guérisons seulement, soit une léthalité de 75 %. Mais, fait intéressant à noter et qui cadre bien avec les réflexions que nous faisions quelques lignes plus haut, les 3 cas de guérison étaient des cas purs sans complication, tandis que sur les 9 décès, Concetti relève 3 cas de pneumonie et 2 cas d'infection associée (une fois avec le staphylocoque, une fois avec le méningocoque).

Concetti a observé 12 méningites cérébro-spinales à méningocoque avec 3 décès seulement dont deux chez des malades présentant une complication.

De ces quelques considérations tirées de la nature de l'agent causal, nous pouvons donc conclure que les méningites cérébro-spinales à pneumocoques sont plus graves que les méningites à méningocoque et que le pronostic est aggravé le plus souvent quand il y a association de plusieurs microbes.

Telles sont les données fournies par l'étiologie pour établir le pronostic des méningites cérébro-spinales, nous allons voir comment les localisations anatomiques de la maladie peuvent entrer en ligne de compte.

2° Éléments de pronostic tirés des localisations
ANATOMIQUES DE LA MÉNINGITE

Le pronostic variera suivant que le processus inflammatoire sera à prédominance spinale, ou cérébro-spinale.

On discute, en effet, une forme de méningite aiguë dans laquelle la symptomatologie est surtout médullaire, les centres nerveux supérieurs, cerveau, cervelet et bulbe paraissant peu atteints.

Dans cette forme anatomique, si le processus n'a pas atteint les centres sphinctériens et s'il ne survient pas de complications d'ordre trophique, telles que l'escharre du décubitus, source possible de suppuration et d'infection purulente, le pronostic *quoad vitam*, le pronostic immédiat est plus favorable.

Dans la forme où les phénomènes cérébraux prédominent ou bien ont une grande place, il faut faire une distinction entre les phénomènes d'excitation, tels que le délire et la dépression, comme le coma, la tendance au sommeil, ces derniers de pronostic plus sévère.

Mais de toutes les localisations anatomiques, la plus sévère sera, sans contredit, celle qui portera atteinte aux noyaux bulbaires. En effet, si le processus méningitique se localise au niveau du bulbe et si, par suite d'une myélite bulbaire, les noyaux des pneumogastriques sont intéressés, on verra survenir des symptômes tels que les crises de tachycardie, la respiration à type de Cheyne-Stockes, dont la persistance doit faire redouter une issue fatale.

3° Éléments de pronostic tirés de la symptomatologie

Les données tirées do l'étiologie et de la localisation anatomique du processus ont une importance que l'on ne saurait
nier pour l'appréciation d'un cas de méningite cérébro-spinale : mais c'est par la clinique surtout que le médecin est
appelé à se prononcer sur la gravité de la maladie.

Nous pouvons tirer nos renseignements de l'évolution générale de la maladie, de son mode d'attaque de l'organisme,
des réactions de défense de l'organisme, en somme de la
forme clinique établie suivant l'ensemble des symptômes ;
nous pouvons encore, de quelques symptômes pris individuel-
lement et analysés avec soin, déduire des chances de guérison
ou de terminaison fatale. Etudions donc le pronostic à ces
deux points de vue.

A. *Valeur pronostique de l'évolution générale, de la forme
de la maladie.* — On a décrit à la méningite cérébro-spinale
un certain nombre de formes cliniques que l'on peut, suivant
leur gravité décroissante, classer de la façon suivante :

Forme foudroyante ;
Forme aiguë ;
Forme subaiguë ;
Forme ambulatoire.

Il n'est pas besoin d'insister sur l'extrême gravité de la
première forme dans laquelle l'envahissement de l'organisme
est brutal : les symptômes acquièrent d'emblée toute leur
acuité, le malade est rapidement terrassé. Tous les symptômes se révèlent avec leur maximum d'intensité, fièvre très

élevée, céphalée atroce, délire violent bientôt suivi d'une
phase d'abattement et de coma, tout indique une infection
violente et un organisme qui ne se défend pas, aussi le pronostic doit-il être jugé très sévère dès les premiers jours :
cette forme guérit rarement.

Tout en restant encore sévère, le pronostic s'améliore dans
la forme suivante où les symptômes sont bien nets, l'infection profonde, mais où l'organisme paraît résister mieux. La
fièvre est élevée, mais présente des rémissions franches le matin ; souvent quelques jours s'écoulent dans l'apyrexie. La
température s'élève parfois par accès et leur fugacité est telle
qu'il est nécessaire de mettre souvent le thermomètre pour
dépister l'élévation thermique : c'était le cas pour notre malade de l'observation première. La céphalée, les vomissements, la constipation, la rachialgie n'ont pas l'intensité et la
continuité de la forme précédente et, comme la fièvre, ces
symptômes présentent quelques accalmies. Mais pour être
aiguë, l'évolution n'est pas toujours rapide, aussi peut-on
voir cet état fébrile avec la persistance des signes caractéristiques de la méningite cérébro-spinale durer pendant des
mois. Notre malade à laquelle nous faisons allusion plus haut
est restée à cette phase aiguë, fébrile, depuis son entrée à
l'hôpital jusqu'après son décès, soit pendant trois mois.

Un malade, dont M. Charles Vedel a rapporté l'histoire
dans sa thèse inaugurale, a pu être suivi pendant plus de
trois mois et a fini par succomber. C'est l'intensité des signes
généraux autant que leur durée qui fait le pronostic.

A un degré moindre dans l'intensité des symptômes cliniques correspond une forme du pronostic plus favorable, c'est
la forme subaiguë.

Ici nous retrouvons les symptômes non douteux de la maladie, mais moins accentués, la fièvre est peu élevée, le pouls
souvent a été recherché, la céphalalgie est moins intense,

les fonctions digestives sont moins troublées, l'état intellectuel reste bon. Il y a cependant à craindre le passage de cette
forme à une forme plus aiguë, l'envahissement du bulbe,
l'apparition de complications, autant de conditions qui permettent de réserver le pronostic tout en reconnaissant que la
forme à évolution subaiguë est de celles qui vont le plus souvent à guérison complète.

Il nous reste à parler de la forme ambulatoire, inconnue
autrefois et dont l'addition aux statistiques globales dans
les épidémies récentes a contribué à faire baisser le chiffre
de mortalité par méningite cérébro-spinale. Le sujet se plaint
seulement de lassitude, de malaise, d'un peu de céphalée in-
constante, et quelques frissonnements parfois, et si la notion
d'épidémicité ne forçait la main du médecin pour l'engager
à faire la ponction lombaire, souvent le diagnostic ne serait
pas fait. C'est dire que cette forme est le plus souvent la plus
bénigne, mais il faut pour elle faire les réserves qui s'atta-
chent au pronostic de toutes les maladies d'ailleurs larvées,
c'est la possibilité du passage à la méningite cérébro-spinale
franche, à allures foudroyantes même dans quelques cas.
Cependant la phase de latence pendant laquelle la maladie
a revêtu le type ambulatoire est une preuve que le germe est
moins virulent ou que l'organisme se défend bien ; aussi cette
forme, diagnostiquée et traitée à temps, fournit-elle des statistiques le plus souvent favorables.

Tels sont les éléments du pronostic de la méningite cérébro-spinale tirés de l'évolution générale de la maladie, il nous
reste maintenant à étudier la valeur pronostique de certains
symptômes étudiés séparément.

B. *Valeur pronostique de certains symptômes.* — *La fièvre.*
— Elle n'a aucun caractère particulier au cours de la méningite cérébro-spinale et l'on ne saurait, comme pour la fièvre

typhoïde, la pneumonie, la variole, etc., dresser une courbe typique en dehors de laquelle on pourrait parler d'anomalies et dont l'étude aurait une valeur diagnostique. Son type est absolument irrégulier ; tantôt continue, elle affecte le plus souvent le type intermittent sans périodicité dans le retour des accès et revêt quelquefois l'allure de la fièvre de suppuration avec les stades de frissons : chaleur, sueurs caractéristiques. Notre malade de l'observation première avait la fièvre par accès francs, très irréguliers comme heure et comme jour. A ne regarder que l'ensemble de sa courbe, on aurait pu croire qu'il y avait certains jours d'apyrexie au moment où le malade battait son plein : la courbe était en effet dressée avec deux températures prises le matin à 7 heures et le soir à 5 heures. Mais l'expérience suivante permit de se rendre compte qu'il y avait en réalité une ascension thermique quotidienne : on prit la température à la malade toutes les trois heures pendant cinq jours et l'on constata que chaque soir, entre trois heures et minuit, il y avait une ascension de température assez marquée qui était assez courte et passait souvent inaperçue si on se contentait de la température fixée à cinq heures. Ceci démontre donc que pour apprécier la valeur de la fièvre au cours de la méningite cérébro-spinale et en établir le type, il faut prendre fréquemment la température du malade, surtout quand l'hyperthermie n'est pas précédée d'un frisson révélateur.

Cela fait, et la courbe ayant été dressée, que peut-on en déduire ? Quand la température est élevée et continue, oscille sans rémission autour de 40°, le pronostic est grave comme dans toutes les affections à hyperthermie continue. S'il y a des rémissions franches le matin, d'un degré à un degré et demi, la température du soir restant élevée le pronostic s'améliore. Peut-être même cette forme à peine rémittente régulière est-elle d'un pronostic plus heureux que celle qui se manifeste par des accès francs et répétés, traduisant une infection profonde et symptomatologique souvent de septicopyohémie.

Quand la fièvre présente des accès courts, éloignés, à maxima peu élevés et avec période d'apyrexie intercalaire assez longue, le pronostic est meilleur.

Le pouls. — Le pouls dans la méningite cérébro-spinale est variable avec l'intégrité du bulbe et du myocarde. Quand il évolue parallèlement à la fièvre ou qu'il reste ralenti comme dans les méningites cérébrales sa valeur pronostique est de peu d'importance. Mais où les renseignements tirés de l'examen de la radiale méritent d'attirer l'attention, c'est quand, avec une température qui tend à revenir à la normale, on constate une tachycardie progressive, alors se produit l'entrecroisement de la courbe du pouls avec celle de la température, signe dont on connaît la valeur pronostique grave dans les méningites. C'est le symptôme souvent d'une atteinte des noyaux du pneumogastrique et la paralysie de ce cas est ordinairement fatale.

Quand une infection surajoutée ou la pneumococcie par exemple frappent le myocarde, l'examen du cœur et du pouls révèlent la myocardite : c'est une complication que nous avons signalée plus loin.

Phénomènes cérébraux. — L'intensité de la céphalée, les convulsions chez les enfants, le délire ont une valeur pronostique par leur persistance, mais ils traduisent le plus souvent une excitabilité particulière du sujet et à ce titre ne peuvent pas toujours entrer en ligne de compte dans l'appréciation de la gravité d'un cas donné.

Au contraire, la somnolence, la tendance au sommeil, le coma ont un pronostic plus sérieux ordinairement que les phénomènes d'excitation, quand ces signes d'affaissement cérébral tendent à prédominer dans le tableau clinique.

Vomissements. — Les vomissements peuvent aggraver le pronostic par leur fréquence et leur répétition. Ils peuvent, dans certains cas, affecter le type de vomissements incoercibles, on comprend combien il est difficile d'alimenter et de soutenir un sujet dont l'estomac est intolérant ; à ce titre, ce symptôme mérite d'éveiller la sagacité des médecins : combattre les vomissements trop rebelles est une indication en vue de permettre au malade de prendre des forces contre une infection souvent longue et tenace.

4° Eléments de pronostic tirés des complications

Il est des complications tenant à la localisation même du processus infectieux sur les centres nerveux sous-jacents aux méninges enflammées, d'autres qui traduisent une localisation sur d'autres organes par l'intermédiaire de la circulation.

Les accidents surajoutés au tableau de la méningite cérébro-spinale et traduisant une participation des centres nerveux ont un pronostic quelquefois grave immédiatement, — tel est le cas de l'hémorragie cérébrale au cours de la méningite comme dans l'observation de Tourdes, — mais ont surtout un pronostic réservé pour l'avenir. Ce sont ces sujets qui présenteront de préférence ces séquelles et ces accidents tardifs sur lesquels nous reviendrons dans un chapitre suivant. A ce propos, signalons ici la possibilité de l'association à la méningite cérébro-spinale de la poliomyélite antérieure aiguë, dont le tableau de clinique imposerait le chapitre de la lésion médullaire à l'exclusion de la localisation méningée si la ponction lombaire ne donnait des renseignements précis sur l'état du liquide céphalo-rachidien. Les complication qui portent sur les organes des sens ne sont pas graves *quoad vitam*, mais pour l'avenir fonctionnel de ces organes nous y reviendrons.

L'appareil respiratoire est celui dont les complications sont les plus fréquentes et les plus graves au cours de la méningite cérébro-spinale. Sans parler de la bronchite observée dans quelques épidémies, nous signalerons l'extrême gravité de la pneumonie venant compliquer la méningite : d'après les statistiques de Faure, Lévy, Tourdes, elle serait mortelle dans plus des deux tiers des cas.

Graves également sont les complications d'endo-péricardite qui peuvent revêtir la forme infectieuse et suppurative.

Le pronostic de l'albuminurie qui s'observe dans quelques cas est celui des complications rénales ordinaires des infections, il est rare cependant que cette néphrite prenne, dans le tableau clinique, une place telle que la mort soit due à l'altération rénale. Mais dans une affection où le fonctionnement des émonctoires est nécessaire pour lutter efficacement contre l'infection, la diminution de la fonction urinaire ne peut que rendre plus sombre le pronostic.

Nous ne nous arrêterons pas aux complications articulaires, rarement mortelles, capables tout au plus de laisser après elles quelque raideur articulaire ; aux complications rares d'ailleurs, intéressant le tube digestif, aux manifestations cutanées (purpura, herpès), ordinairement sans gravité : le purpura ne devient un symptôme inquiétant que s'il apparaît avec des hémorragies viscérales par diverses voies réalisant ainsi la forme hémorragique de la méningite cérébro-spinale à pronostic ordinairement sévère.

5° ELÉMENTS DE PRONOSTIC TIRÉS DU TRAITEMENT

La thérapeutique appliquée depuis quelques années au traitement de la méningite cérébro-spinale a-t-elle amélioré le
pronostic de cette maladie ? A ne considérer que les chiffres
bruts des statistiques, il semble bien, en effet, que la mortalité ait diminué dans les épidémies les plus récentes. Ce n'est
pas à la découverte d'une médication spécifique que l'on doit
attribuer cette diminution de léthalité, au contraire, chaque
foyer de méningite cérébro-spinale donne à quelques médecins l'occasion de vanter un moyen nouveau : la dernière épidémie de 1905 a vu surgir ainsi la méthode des injections de
sérum antidiphtérique appliquées au traitement de l'infection méningée ; la malade du service de M. le professeur
Grasset, dont nous avons rapporté l'histoire dans notre observation première, a eu cinq injections de 20 cc. de sérum
de Roux, pratiquées de deux en deux jours, sans amélioration, après chaque injection, sauf un léger retard dans l'apparition de l'accès de fièvre ; elle a succombé malgré tous les
traitements mis en usage. L'iodate de soude, les injections
intra-rachidiennes d'antiseptiques, tels que le lysol, ne nous
paraissent pas avoir suffisamment fait leurs preuves. Il faut
cependant faire une place à part dans les moyens thérapeutiques dirigés contre la méningite cérébro-spinale, aux bains
chauds, suivant la méthode d'Aufrecht et à la ponction lombaire, très en honneur depuis quelques années. Il semble que
la combinaison de ces deux méthodes de traitement, soit le
mode thérapeutique qui a donné jusqu'à présent les meilleurs
résultats ; aussi pour améliorer le pronostic, est-il indiqué d'y
avoir recours.

La ponction lombaire répétée est utile à un autre point de vue encore : elle permet de suivre l'évolution de la formule cytologique de liquide céphalo-rachidien et de pronostiquer un acheminement vers la guérison probable, lorsque les lymphocytes deviennent prédominants sur les polynucléaires d'une ponction à l'autre, en même temps que le nombre de leucocytes va en diminuant dans le liquide céphalo-rachidien. Il faut toujours tenir compte de la possibilité d'une recrudescence, car on connaît les rémissions au cours de la méningite cérébro-spinale, suivies du passage à une nouvelle phase aiguë.

Nous terminons ici ce que nous voulions dire de la méningite cérébro-spinale en évolution, de l'avenir immédiat des malades qui en sont atteints. Il nous reste à décrire les accidents éloignés survenant comme sequelles de l'infection méningée soit sans transition avec la période aiguë, soit après une phase d'accalmie qui a été une véritable guérison clinique.

CHAPITRE III

PRONOSTIC ÉLOIGNÉ DE LA MÉNINGITE CÉRÉBRO-SPINALE

Dans le chapitre précédent, nous avons mis en lumière la possibilité pour le processus méningitique aigu de laisser à sa suite des séquelles et de devenir le point de départ d'accidents nerveux variés. Nous étudierons exclusivement dans ce chapitre ces accidents nerveux, laissant de côté les complications (rares d'ailleurs) qui peuvent intéresser le rein, l'endocarde, les articulations, etc.

Toutes les fonctions du système nerveux peuvent être intéressées. Aussi devrons-nous passer successivement en revue les accidents d'ordre moteur, sensitif, sensoriel, trophique, psychique.

A l'heure actuelle, les observations de ces différentes complications, éloignées de la méningite cérébro-spinale, sont assez nombreuses et nous ne saurions les reproduire ici ; nous nous contenterons donc, en les groupant suivant leurs caractères particuliers, d'en donner l'indication bibliographique en renvoyant aux sources mêmes où nous les avons puisées.

A. Troubles moteurs

Suivant l'état des réflexes on peut observer à la suite des méningites cérébro-spinales des paralysies spasmodiques ou des paralysies flasques.

1° PARALYSIES SPASMODIQUES

Elles peuvent frapper les quatre membres, réalisant ainsi le syndrome de la quadriplégie spasmodique, ou bien intéresser seulement deux membres sous forme de diplégie, de paralysie, d'hémiplégie. Dans quelques cas enfin, il peut y avoir une atteinte de trois membres ou d'un seul, mais le fait est plus rare.

a) *Quadriplégies spasmodiques*. — Un bel exemple en est rapporté dans la thèse de Courtellemont (obs. I). Elle a trait à une malade du service de M. le professeur Raymond qui, à la suite d'une méningite cérébro-spinale, eut une quadriplégie spasmodique avec contracture, trouble des sphincters, atrophie musculaire, diminution de la vue. L'amélioration fut progressive sans arriver cependant à la guérison.

Dickinson, en 1882, Seifert la même année, Sicard et Huet, à la Société de Neurologie, en 1902, ont cité des observations de quadriplégie spasmodique.

Dans tous ces cas, l'intelligence était intacte et la paralysie avec contractures était plus marquée aux membres inférieurs.

b) *Diplégie spasmodique des membres inférieurs*. — Cette forme est exceptionnelle : nous citerons une observation rapportée par Pellerin et Témoin (1902). Il s'agit d'une fillette qui, à la suite d'une méningite cérébro-spinale, resta paralysée des deux bras : l'impotence s'accompagnait de contractures et même de douleurs. Il y avait également de l'amyotrophie.

c) *Diplégie spasmodique des membres inférieurs*. — Dans ce groupe on peut faire entrer l'observation de Hobhouse qui

se rapporte à un jeune enfant atteint de paraplégie spasmodique avec amyotrophie et troubles sphinctériens, plusieurs
années après une méningite cérébro-spinale. La période intermédiaire avait été une période de santé parfaite, aussi est-
on en droit de demander s'il y avait bien une relation aussi
marquée entre les deux maladies que l'admet Hobhouse.

d) *Hémiplégie spasmodique.* — C'est certainement la
forme la plus communément observée des accidents nerveux
moteurs consécutifs aux méningites cérébro-spinales. C'est
dans ce groupe que nous pouvons faire entrer l'observation II rapportée dans un précédent chapitre.

Le cas le plus ancien est celui de Tourdes (1842) ; depuis
lors, surtout depuis que la question des suites éloignées de
la méningite cérébro-spinale est à l'ordre du jour, un certain
nombre d'observations ont été publiées. Citons celles de Florand (Société médicale des Hôpitaux, 24 juin 1898) ; Dalché
(Société médicale des Hôpitaux, 24 juin 1898) ; Netter (*Semaine Médicale*, 1898) ; Achard et Grenet (Société médicale
des Hôpitaux, 7 novembre 1902), trois observations de la
thèse de Courtellemont (obs. II, III, IV), en 1904. Dans deux
cas de Courtellemont et dans l'observation de Netter, il y
avait aphasie en même temps qu'hémiplégie droite.

L'évolution fut favorable, sauf dans un cas de Courtellemont où la mort fut due à une hémorragie ventriculaire.

2° PARALYSIES FLASQUES

La spasticité était le caractère dominant des paralysies
dont nous venons de faire l'étude ; dans d'autres observations, assez nombreuses, on avait affaire à une paralysie
flasque.

Elles n'avaient pas échappé aux premiers observateurs qui ont bien étudié la méningite cérébro-spinale et Leyden en particulier avait signalé leur existence. Il faut cependant arriver à Schultze pour voir bien décrites cette paralysie flasque, consécutive à une méningite à méningocoques. En France, Rendu communique la première observation de cet ordre à la Société Médicale des Hôpitaux, le 1er février 1901.

Brissaud et Londe, le 7 novembre 1901 ; Raymond et Sicard, le 30 avril 1902, dans la *Revue Neurologique*, étudient la lymphocytose et la polynucléose céphalo-rachidienne dans des cas de ce genre.

Dans sa thèse, Courtellemont a pu réunir 20 observations de paralysie flasque à la suite de méningite cérébro-spinale et dues à différents auteurs. Après les avoir passées au crible d'une critique sévère il en retient 16 comme étant dues au diagnostic authentique, et sur ce nombre en considère 13 comme absolument complètes.

Au point de vue de la symptomatologie elles peuvent affecter le type cervico-brachial (paralysie intéressant le cou et les bras) comme chez les malades de Schultze, de Netter et Diamantberger, le type radiculaire supérieur qui se retrouve dans quatre observations, le type lombaire qui a été observé 6 fois. Deux malades (obs. de Parmentier et obs. de Froin) avaient une paralysie des quatre membres qui rappelait la paralysie ascendante ; deux fois la paralysie se localisa à un seul nerf, nerf facial (Camiade), nerf du grand dentelé (Marc Gibert) ; enfin dans deux observations il y avait coexistence de paralysie des membres et de paralysie d'un nerf crânien, nerf oculomoteur (P. Marie) nerf facial (Froin).

Ce qui nous intéresse particulièrement, c'est de savoir le pronostic de ces paralysies flasques. Or, il n'existe aucun cas parmi ceux qui ont été publiés, qui se soit terminé par

la mort. Ces paralysies peuvent guérir ou bien aboutir à
une évolution chronique avec atrophies et troubles vaso-
moteurs comme dans la paralysie infantile. Il semble, d'a-
près la statistique des cas réunis par Courtellemont, que le
nombre des faits incurables l'emporte sur celui des guérisons.

B. TROUBLES SENSITIFS ET SENSORIELS

Au cours de la méningite cérébro-spinale aiguë, la rachialgie, la céphalalgie, l'hyperesthésie du tronc et des
membres traduisent la souffrance de l'appareil nerveux de
sensibilité. A la suite de cette maladie on peut voir persis-
ter des troubles nerveux intéressant la sensibilité subjective
ou objective. Le plus souvent ils coexistent avec d'autres accidents moteurs et se superposent aux paralysies ; il est
rare qu'ils existent seuls.

Un malade de Boinet et Raybaud, guéri d'une méningite
suppurée, avait conservé des crampes douloureuses dans un
pied et des fourmillements dans les deux mains qui persis-
taient plus d'un mois après la guérison. Le sujet était un
alcoolique absinthique, ce qui a pu déterminer ces accidents
douloureux.

Widal et Lemierre ont observé un cas de sciatique bien
localisée à un seul membre chez un malade observé un an
auparavant par Chauffard et qui avait présenté à ce moment
des douleurs diffuses dans les lombes et les membres inférieurs, à la suite d'une méningite cérébro-spinale.

Les organes des sens, en particulier l'œil et l'oreille, sont
le siège d'accidents à la suite de la méningite cérébro-spinale, sur lesquels nous ne saurions nous étendre longuement, car ils ont fait le sujet d'études spéciales très dé-
taillées. Nous citerons surtout la thèse de Jean Galezowski

(1904) sur les accidents oculaires et celle de Gassol (1903) sur la surdimutité post-méningitique.

Ce sont certainement les lésions qui ont frappé le plus tôt les médecins qui observèrent des méningites. Lamothe et Desprès en 1858 signalaient dans la suite de cette maladie la perte de « tel ou tel sens ». Tourdes, Broussais ont parlé de la cécité et de la surdité qui persiste chez les sujets ayant survécu aux épidémies de méningite cérébro-spinale.

Du côté des yeux on peut observer des troubles de la motilité, ou des troubles de la vision.

Les nerfs oculo-moteurs peuvent, en effet, être frappés de paralysie qui porte sur les muscles de la IIIe ou de la VIe paire ; la musculature interne peut être intéressée, voir les troubles pupillaires (inégalité, mydriase, paresse de la contraction à la lumière).

Le nerf optique également peut être atteint, d'où l'affaiblissement et la perte de la vue, tension, uni ou bilatérale.

L'ouïe n'est pas épargnée au cours ou à la suite des méningites aiguës cérébro-spinales ; soit par suite d'une otite suppurée, soit par lésion de l'oreille interne ou du nerf auditif, la surdité peut s'installer. Les complications auriculaires ont un pronostic variable le plus souvent sévère ; les cas incurables l'emportent sur ceux qui guérissent. Quand la lésion est bilatérale, la surdité peut être absolue ; enfin, complication plus grave encore, si le sujet est un enfant en bas âge, la surdimutité est presque fatale. La méningite cérébro-spinale entre pour une part assez importante dans les causes de la surdimutité acquise, son rôle dans l'étiologie de cette infirmité varie avec les appréciations et les statistiques des différents auteurs, mais tout le monde accorde une place à la méningite cérébro-spinale dans l'étiologie de la surdimutité de l'enfance.

C. — TROUBLES MENTAUX

On a observé, à la suite de la méningite cérébro-spinale, des troubles mentaux, comme à la suite des diverses variétés de méningites aiguës. Ces psychopathies sont d'autant plus grandes que le sujet frappé était plus jeune, l'arrêt de développement intellectuel peut être tel que l'enfant demeure idiot. Cependant les adultes et les adolescents ne sont pas exempts de ces manifestations démentielles.

Tantôt on a affaire à des troubles psychiques légers et transitoires tels qu'amnésie passagère, délire partiel curable.

D'autres fois on se trouve en présence de sujets dont les facultés intellectuelles ont baissé, dont le caractère s'est modifié, est devenu bizarre, etc. A un degré plus élevé, on a le tableau de la démence et de l'idiotie (Bourneville).

Chez certains malades, les troubles mentaux ne surviennent que longtemps après la méningite, quelquefois aidés par des causes adjuvantes parmi lesquelles l'alcoolisme tient la première place (Joffroy).

Enfin on peut voir, à la suite des méningites aiguës simples survivre un état de nervosisme, terrain favorable à l'éclosion de la neurasthénie ou de l'hystérie chez la femme (Millard et Lorey).

D. — TROUBLES TROPHIQUES

Nous ne nous arrêterons pas longtemps à décrire les troubles trophiques observés à la suite de la méningite cérébro-spinale épidémique. Nous avons signalé leur existence au cours de notre exposé des troubles moteurs. Les diverses paralysie s'accompagnent d'amyotrophie variable avec le type considéré et avec le siège des lésions. Leur distribution est celle des amyotrophies médullaires ou radiculaires suivant la portion du neurone moteur intéressée.

Nous en avons fini avec l'étude des accidents consécutifs aux méningites cérébro-spinales et qui surviennent à plus ou moins longue échéance après la guérison clinique de cette maladie. Nous voudrions dire quelques mots rapides de leur pathogénie.

PATHOGÉNIE DES ACCIDENTS NERVEUX POST-MÉNINGITIQUES

L'absence presque complète d'autopsies, l'insuccès de la méthode expérimentale qui n'a pas réussi à créer des méningites avec passage à la chronicité et séquelles du côté des centres nerveux ou des racines, rendent difficile l'interprétation anatomique des accidents nerveux post-méningitiques.

Nous pouvons cependant esquisser un pathogénie des lésions probables dans ce cas, en nous basant sur ce que donne l'étude histologique de la méningite cérébro-spinale aiguë et sur le processus qui crée des lésions des éléments nerveux au cours des méningites chroniques.

A l'autopsie des sujets ayant succombé à la méningite cérébro-spinale épidémique, on a constaté des lésions du cerveau, de la moëlle, et des racines nerveuses.

Dès 1839, Faure Villar décrivait le ramollissement cérébral qui accompagne quelquefois la méningite épidémique ; Tourdes citait des cas de ce genre. Dans ces dernières années, les travaux de Barker (1897) en Angleterre Councillmann (1898) en Amérique, Thomas (thèse de 1902), Faure et Laignel Lavastine (1903) en France, ont fait connaître

l'encéphalite aiguë au cours des méningites aiguës simples ;
il y a le plus souvent méningo-encéphalite : rien d'étonnant
à ce que le passage à chronicité donne des symptômes dont
la traduction clinique variera avec la région de l'écorce intéressée.

La moelle et les racines rachidiennes peuvent encore être
lésées au cours des méningites, nous avons vu que chez notre
malade de l'observation I qui avait succombé à une méningite
cérébro-spinale aiguë à méningocoque, le microscope a ré-
vélé les lésions, légères il est vrai, des nerfs rachidiens et de
la substance médullaire. Dans les cas plus avancés, Schultz-
ze, Barker, Councillmann ont décrit des lésions de myélite
et de névrite radiculaire.

On connaît d'ailleurs les rapports de la méningite cérébro-spinale et de la poliomyélite antérieure aiguë qui sont
étudiés dans la thèse de Dereure. Or, deux affections peuvent être créées par le même microbe, ce qui rend leur diagnostic quelquefois délicat sans la ponction lombaire qui permet d'affirmer la méningite sans écarter absolument la localisation médullaire.

C'est donc par le processus de la méningo-encéphalite, de
la méningo-myélite ou de la méningo-radiculite que seront
créées les complications nerveuses de la méningite cérébro-
spinale.

Il ne faut pas oublier que cette maladie microbienne est
capable comme toutes les infections de léser les nerfs péri-
phériques : aussi dans quelques cas a-t-on pu voir les troubles nerveux affecter nettement une distribution périphérique et créer une polynévrite, ou bien atteindre un nerf iso-
lé, en particulier le nerf facial dont la lésion peut d'ailleurs
être endocrânienne ou le nerf du grand dentelé.

Quand la paralysie, ou d'une façon plus générale, le trouble nerveux sera d'origine cérébrale, il faudra incriminer

une méningo-encéphalite avec ultérieurement sclérose cérébrale, et lésions associées, telles que foyers d'hémorragie,
foyers de ramollissement ; quand on aura affaire à un type
clinique, relevant d'une lésion médullaire ou neuritique on
pourra essayer de dissocier ce qui revient à la moelle, aux
racines ou au nerf périphérique lui-même; mais on pourra
synthétiser ces cas en disant qu'ils relèvent d'une atteinte du
neurone périphérique et les considérer comme des neuroni-
tes motrices inférieures (Grasset).

CONCLUSIONS

La méningite cérébro-spinale épidémique peut se terminer par la mort, par la guérison avec persistance de reliquats, par la guérison clinique et histologique à la fois.

Le pronostic immédiat de la méningite cérébro-spinale varie avec certains éléments :

a) *Etiologiques* (âge et antécédents du sujet ; épidémie en cours ; milieu ; microbe causal). — b) *Anatomiques* (localisation du processus sur l'axe nerveux ; moelle, cerveau, bulbe). — c) *Symptomatologiques* (forme de la maladie ; prédominance de certains symptômes, tels que la fièvre, les phénomènes d'excitation ou de dépression, les vomissements incoercibles ; complications telles que la pneumonie, l'albuminurie, etc.). — d) *Thérapeutiques* (ponction lombaire ; bains chauds).

Le pronostic éloigné de la méningite cérébro-spinale doit toujours être réservé à cause de la persistance possible d'accidents de divers ordres :

a) *Troubles moteurs* affectant la forme de quadriplégie, d'hémiplégie, de paraplégie, de monoplégie, soit spasmodique, soit flasque ;

b) *Troubles sensitifs* surtout sous la forme de névralgies ;

c) *Troubles sensoriels* dont les plus importants sont la cécité, la surdité, la surdimutité ;

d) Troubles mentaux.

Au point de vue de leur pathogénie, ces divers accidents doivent être interprétés comme étant dus à de la méningo-encéphalite, de la méningo-myélite, de la méningo-radiculite, passant à l'état chronique à la suite du processus méningé aigu.

INDEX BIBLIOGRAPHIQUE

ACHARD ET GRENET. — Méningite pneumococcique, terminée par la guérison avec persistance d'une légère parésie brachiale (Société méd. des hôpitaux, 7 novembre 1902, p. 926).

BARKER. — On certains changes in the celles of the central-homs and of the nucleus dorsalis (Clarkii) in epidemie cerebro-spinal meningitis. Brit med. Journ. 23 déc. 1827, p. 1839.

BERNARD. — Du pronostic immédiat et éloigné des méningites cérébro-spinales. Th. Paris, 1903.

BOISET ET RAYBAUD. — Note sur un cas de méningite suppurée guérie. (Soc. méd. des hôpit., 31 mai 1901).

BRISSAUD ET LONDE. — Diagnostic de poliomyélite et de névrite aiguë à propos de deux cas de monoplégie crurale. (Soc. de Neurologie, 7 nov. 1901 et Revue neurologique, 1901, p. 1015).

BROUSSAIS. — Recueil des mémoires de médecine, de chirurgie et de pharmacie militaires, 1843, t. LIV, 1re série, p. 74.

CAMIADE — Considérations sur la méningite cérébro-spinale et particulièrement sur les récentes épidémies de Bayonne. Thèse Paris, 1899.

CASTEX. — Surdité d'origine centrale. Bull. de laryng., otol. et rhinol , mars 1900.

CHADOURNES. — Dissertation sur la méningite cérébro spinale épidémique et en particulier sur celle observée en France de 1837 à 1842. Thèse Paris, 1844.

CHAUFFARD. — Des suites éloignées des méningites cérébro-spinales aiguës. (Soc. médicale des hôpitaux, 22 mars 1901.)

CHAUFFARD ET BOIDIN. — Lymphocytose céphalo-rachidienne. (Bull. de la Soc. méd. des hôpitaux, 22 mars 1904 et 6 mai 1904).

COLLET. — Les troubles auditifs dans les maladies nerveuses. 1 vol. Encyclopédie des Aide-Mémoire Léauté, chez Masson, 1897.

CONCETTI. - Rapport sur les méningites aiguës non tuberculeuses chez les enfants. (XIII⁰ Congrès international de médecine. Paris, 1900.)

COURTELLEMONT. -- Contribution à l'étude des accidents nerveux consécutifs aux méningites aiguës simples. Thèse Paris, 1904.

DALCHÉ. — Méningite curable et poliomyélite (Société médicale des hôpitaux, 31 octobre 1898, p. 675).

DEBBURE. - Des suites éloignées des méningites bactériennes. Thèse Paris, 20 janvier 1903.

DICKINSON. — British medic. Journ, London, 1882, II, p. 738, 14 octobre.

FAURE ET VILLAR. — Histoire de l'épidémie de méningite cérébro-spinale, observée à l'hôpital militaire de Versailles en 1839. Recueil des mémoires de médecine, chirurgie et pharmacie militaires. Paris, 1840. Tome 48, p. 1.

FAURE ET LAIGNEL-LAVASTINE. — Etude histologique de l'écorce cérébrale dans 18 cas de méningite (Communication au Congrès de Grenoble, 1902).

FLORAND. — Société médicale des Hôpitaux, 24 juin 1898, p 835.

FROIND. — Inflammations méningées avec réaction chromatique, fibrineuse et cytologique du liquide céphalo-rachidien. (Gazette des hôp., 3 sept. 1903).

GALEZOWSKI (Jean). — Le fond de l'œil dans les affections du système nerveux. Thèse Paris, 1904.

GASSOT. — De la surdi-mutité consécutive aux méningites. Thèse, Paris, 1903.

GAUSSEL. — La guérison histologique de la méningite cérébro-spinale. (Revue neurologique, janvier 1906).

GAUSSEL. — Le pronostic de la méningite cérébro-spinale. (La Province médic., 1906, 24 février).

HOBHOUSE. — Chronic meningitis asa sequale of cerebro-spinal meningitis. Lancet, 6 nov. 1897, p. 1185.

JOFFROY. — Société médicale des Hôpitaux, 22 mars 1901. (Réponse à la communication de M. Chauffard).

LAIR. — Des éléments du diagnostic et du pronostic dans la méningite cérébro-spinale. Thèse, Paris, 1903.

LEYDEN. — Klinik der Rückenmarkskrankheiten 1874. Berlin, p. 428.

PIERRE-MARIE. — Amyotrophie datant de l'enfance. Société neurologique et Revue de neurologie, 1903, p. 238.

MOIZART ET GRENET. — Méningite cérébro-spinale accompagnée d'une surdité temporaire et terminée par la guérison, après une évolution de deux mois. (Soc. médic. des hôpit., 10 déc. 1902, p. 1126.)

NETTER. — Semaine médicale 1898, p. 281.

   —   Société médicale des Hôpitaux, 11 mai 1900, p. 572 et 565.

   —   Les suites éloignées des méningites cérébro-spinales. Soc. méd. des Hôpit., 11 mai 1900.

PARMENTIER. — Soc. médic. des Hôpit., 1901, 1ᵉʳ février.

PELLERIN ET TÉMOIN. — Soc. méd. des Hôpit., 28 nov. 1902, p. 1031.

QUINCKE. — Uber meningitis serosa Sammlung Klin. Vorträge. Leipzig, 1893, n° 67, p. 655-694.

QUINCKE. — Uber men. serosa une verwandte Zustände. Deutsche Zeitschr. f. Nervenheilk. 9 Bd. 3 Heft 1896.

RAYMOND ET SICARD. — Méningite cérébro-spinale à forme de paralysie infantile. Cytodiagnostic. Soc. de neurologie et Revue neurologique, n° 8, 30 avril 1902.

RENAUD. — Complications des méningites cérébro-spinales aiguës non tuberculeuses. Thèse Paris, 4 février 1902.

RENDU. — Méningite cérébro-spinale d'origine grippale, compliquée de poliomyélite antérieure aiguë. Guérison. Soc. méd. des Hôpit. 1ᵉʳ février 1901.

RENDU. — Société médicale des hôpitaux, 24 janvier 1902, p. 46.

SCHLIZZI. — Relation historique de la méningite cérébro-spinale épidémique, qui a régné à Aigues-Mortes. Montpellier, in-8°, 1842.

SCHULTZE. — Virchow's Archiv. Bd. LXVIII. Leptomen acuta tub cerebro-spinal.

   —   Die Krancheiten der Hirnhäute (Aus specieller Pathologie und Therapie. Wien 1901).

   —   Münchener medicinische Wochenschrift 1898, p. 1107.

SEIFERT. — Myelitis nach meningitis cérébro-spinalis. Wiener medic. Wochenschrift. 1882, XXXII, p. 821 et 785.

SICARD ET HUET. — Méningite cérébro-spinale à forme de syndrôme de Little et de pseudo-bulbaire Société de neurologie, 6 nov. et Rev. de neur. 1904, p. 1065 ; et Thèse Dereure, Paris, 1903, p. 78.

THOMAS. — Essai sur les altérations du cortex dans les méningites aiguës. Thèse Lyon, 1902.

TOURDES. — Histoire de l'épidémie de méningite cérébro-spinale observée à Strasbourg en 1840 et 1841.

VEDEL. — Contribution à l'étude des méningites cérébro-spinales aiguës. Thèse Montpellier, 1902.

WIDAL ET LEMIERRE. — Les suites éloignées des méningites cérébro-spinales. Soc. méd. des Hôpit., 26 déc. 1902, p. 1155.

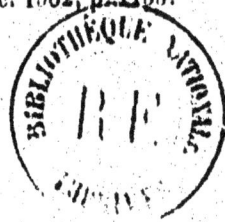

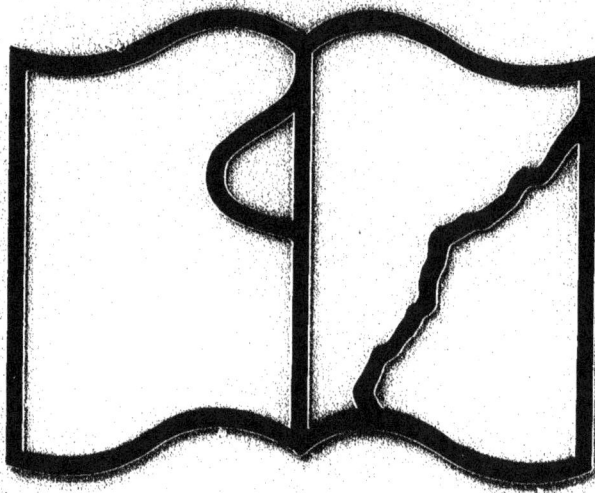

Texte détérioré — reliure défectueuse

NF Z 43-120-11